AF240306

LE

CORPUSCULE RÉTRO-CAROTIDIEN

(GANGLION INTERCAROTIDIEN D'ARNOLD)

PAR

H. RIEFFEL

G. STEINHEIL, Éditeur.

LE
CORPUSCULE RÉTRO-CAROTIDIEN

(GANGLION INTERCAROTIDIEN D'ARNOLD)

PAR

H. RIEFFEL

Prosecteur à la Faculté de Paris.

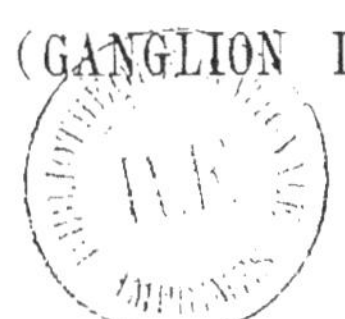

PARIS

G. STEINHEIL, ÉDITEUR

2, RUE CASIMIR-DELAVIGNE, 2

1892

LE CORPUSCULE RÉTRO-CAROTIDIEN

(Ganglion intercarotidien d'Arnold.)

Le ganglion intercarotidien, dont on a souvent parlé sans le connaître et même sans l'avoir vu, à l'époque où on lui attribuait une certaine importance dans le développement des kystes congénitaux du cou, est quelque peu tombé dans l'oubli, depuis qu'on l'a dépossédé de son rôle pathogénique. La plupart de nos auteurs les plus estimés ne font guère que le mentionner dans la description du sympathique cervical et, sans même préciser son siège, ses connexions, ses particularités de structure, l'appellent le ganglion intercarotidien d'Arnold. Triple inexactitude, car cet organe n'est sans doute pas un ganglion ; il n'est pas toujours situé entre les carotides externe et interne, mais derrière la carotide primitive ; enfin ce n'est pas à Arnold qu'il faut en attribuer la découverte.

Bien qu'on ne puisse actuellement bâtir que des hypothèses sur les fonctions de ce prétendu ganglion, nous avons pensé qu'il ne serait pas sans intérêt de reprendre l'étude anatomique d'un organe que l'éminent auteur du « Traité des kystes congénitaux du cou, déclare « très imparfaitement connu et si fréquemment introuvable ». Nous l'avons cherché sur vingt sujets d'âge différent et toujours nous avons pu constater son existence. Ce sont les résultats de ces dissections que nous publions ; et nous nous hâtons de proclamer qu'elles ne font que confirmer sur presque tous les points la description présentée par Luschka (1) dans son remarquable ouvrage.

Nous aurons surtout en vue l'anatomie macroscopique du ganglion intercarotidien, puisque c'est à l'aide du scalpel et de la loupe que nous l'avons étudié. Nous nous réservons plus tard de compléter, avec l'aide de notre cher ami le Dr Parmentier, interne médaille d'or des hôpitaux, tout ce qui est relatif à l'histologie de cet organe. Nous nous contenterons, pour le moment, de donner un court aperçu des principales opinions qui ont cours sur la texture et la nature de ce corpuscule.

Historique. — Ce n'est point Arnold, mais Haller qui paraît avoir vu le premier le ganglion intercarotidien. Voici ce qu'il écrit dans ses Opera minora (2) : « Incipiens necdum a me perfecta historia est ramorum magnorum e ganglio hoc, longissimo intercostalis (3) ortorum, qui retro carotides euntes, ad ipsum interni trunci ab externo secedentis angulum *ganglion minutum* efficiunt, cujus ramuli porro per in tunicas hujus arteriæ versus cor descendunt ». Haller

---

(1) Luschka. *Die Anatomie des menschlichen Halses.* Tübingen, 1862, p. 421 et seq.

(2) *Opera minora anatomica.* Lausanne, 1762, I, p. 505.

(3) Nous n'avons pas besoin de dire que le nervus intercostalis des anciens correspond au tronc du grand sympathique.

semble croire que l'existence de ce ganglion est inconstante, puisqu'il dit d'ailleurs (1) : « Nervus in divisione carotidis plexum facit, in quo *nonnunquam* ganglion exiguum vidi ». Neubauer (2) parle aussi d'un corps glandulaire « in carotidum divisione repositum ». Vingt ans plus tard, C. Andersch (3) le mentionne à son tour. Ignorant les recherches de ses devanciers, il pense le découvrir. C'est lui et non Arnold qui l'appelle pour la première fois ganglion intercarotidien. « Praeter nervos molles (4), quos naturali ordine recensimus notabile gangliolum adhuc dicendum superest, quod ex situs ejus consideratione *gangliolum intercaroticum* vocamus ». Soemmering (5), Hildebrandt (6) ne font que rappeler la description de Haller et d'Andersch. Il faut arriver à Mayer (7) et à Valentin (8) pour trouver une étude minutieuse du ganglion intercarotidien.

Après la publication des mémoires de ces anatomistes, on trouve dans les ouvrages classiques en Allemagne, ainsi que dans celui de Krause (9), dans celui d'Arnold (10), des

(1) *Elementa physiologiæ*, IV, p. 256.
(2) *Descriptio anatomica nervorum cardiacorum.* 1772, p. 75.
(3) *Tractatio anatomico-physiologica de nervis humani corporis.* Regio monti, 1797, p. 133, § 155.
(4) Il est bon de rappeler que les anciens (Scarpa, Meckel, etc.) désignaient sous le nom de nervi molles (en raison de leur consistance molle) les filets gris qui accompagnent l'artère carotide externe et ses branches.
(5) *Vom Baue des menschlichen Körpers*, 5ᵉ partie, p. 316.
(6) *Anatomie des Menschen*, t. IV, p. 436.
(7) *Froriep's Notizen*, 1833, n° 771, p. 8. Ueber ein neuentdecktes Ganglion im Winkel der äusseren und inneren Carotis beim Menschen und den Saügethieren.
(8) Ueber das Ganglion intercaroticum. *Wissenschaftliche Annalen der gesammten Heilkunde* von HECKER, XXVI, p. 398. (D'après S. MAYER. Th. inaug., Tübingen, 1865.)
(9) *Handbuch der menschlichen Anatomie*, I, p. 1129.
(10) *Handbuch der menschlichen Anatomie*, II, p. 940.

renseignements suffisants sur le ganglion intercarotidien. Hyrtl (1) dit qu'on le rencontre souvent, mais non constamment, annexé aux nervi molles. Mais c'est véritablement Luschka qui donne de cet organe une description complète et précise. Henle (2), dans son admirable anatomie, l'étudie, non pas à propos du sympathique cervical, mais à la suite des capsules surrénales et de la glande coccygienne.

En France, le ganglion intercarotidien a peu attiré l'attention. Dans la plupart des auteurs, on lit seulement que le plexus intercarotidien du sympathique renferme un ganglion du volume d'un grain de blé, de forme ovoïde et de couleur gris rougeâtre. MM. les professeurs Sappey (3) et Debierre (4) citent Thiber, de Copenhague, au nombre des anatomistes qui ont étudié ce ganglion. Nous n'avons pu retrouver le travail de Thiber. Par contre, nous savons que Svitzer (5), de Copenhague, a publié sur le sujet qui nous occupe un opuscule que nous n'avons malheureusement pas pu nous procurer.

En terminant cette courte revue historique, je ferai remarquer que, dans quelques ouvrages, il est fait mention à la fois d'un ganglion intercarotidien et d'une glandule carotidienne. C'est ainsi que, dans sa Névrologie (p. 869), M. le professeur Testut écrit : « Il existe parfois dans les mailles de ce plexus un petit renflement ganglionnaire, connu sous le nom de ganglion intercarotidien d'Arnold ». Dans l'Angéiologie du même auteur, on lit (p. 70) : « Dans l'angle

(1) *Handbuch der Anatomie des Menschen*, Wien, 1882.
(2) *Handbuch der systematischen Anatomie*, t. II, p. 599
(3) *Traité d'anatomie descriptive*, III, p. 531.
(4) *Traité élémentaire d'anatomie de l'homme*, I, p. 930.
(5) SVITZER. *Ganglium intercaroticum*. Copenhague, 1863.

de bifurcation de la carotide primitive, on rencontre un petit nodule, arrondi, gris rougeâtre, d'apparence glandulaire. Ce nodule, improprement désigné sous le nom de glande intercarotidienne, n'est qu'un simple lacis de petits vaisseaux ». De semblables descriptions ont le tort de faire croire à l'existence simultanée de deux organes différents.

Préparation. — Pour préparer le ganglion intercarotidien, nous conseillons de faire deux dissections, destinées, l'une à mettre en évidence sa situation et sa configuration, l'autre à étudier ses connexions. Ces dissections ne sont pas faciles ; il faut un peu d'habitude et beaucoup de patience pour les mener à bonne fin.

1° Pour mettre en évidence la situation et la configuration du ganglion, il convient de découvrir la carotide primitive et les carotides secondaires dans la région de la grande corne de l'os hyoïde ; on coupera la première artère vis-à-vis le bord inférieur du cartilage thyroïde et les deux dernières artères à la hauteur de l'angle de la mâchoire. On enlève ce tronçon vasculaire en conservant le tissu cellulaire qui l'entoure, les nerfs voisins, surtout le pneumogastrique, qui, placé derrière la carotide primitive, constitue un bon point de repère pour s'orienter dans la préparation. On applique ce tronçon sur une plaque de liège de façon à avoir sous les yeux la face postérieure des vaisseaux carotidiens. Il convient alors, pour préparer le ganglion, d'enlever le tissu cellulaire assez dense qui entoure la bifurcation de la carotide. Il est bon de commencer la dissection sur la carotide primitive et de remonter ainsi de bas en haut. On facilitera beaucoup la préparation en plongeant le tronçon vasculaire dans l'alcool à 90° pendant deux ou trois jours.

2° On peut parfois, avec de la patience et de fines aiguilles à dissocier, étudier de cette façon, non seulement la configuration du ganglion, mais aussi ses connexions. Toute-
fois, pour mettre en évidence les filets nerveux qui se jettent
dans le corpuscule, nous pensons qu'il est préférable de
procéder ainsi : Enlever le peaucier et le sterno-mastoïdien,
ainsi que la glande sous-maxillaire et les lobules les plus
inférieurs de la parotide. Attirer l'hyoïde du côté opposé et
disséquer alors très lentement, avec le scalpel ou mieux
avec deux pinces fines ou des aiguilles à dissocier, les filets
nerveux appliqués sur la face externe des vaisseaux carotidiens. Ménager le grand hypoglosse. Découvrir avec grand
soin l'angle carotidien et écarter fortement les deux vaisseaux. Il est bon de poursuivre la dissection jusque vers la
base du crâne et dans la profondeur pour suivre le glosso-
pharyngien, le laryngé supérieur et les premiers nerfs cer-
vicaux. Il sera, comme pour la première préparation, très
avantageux d'enlever d'abord le sterno-mastoïdien et les
ganglions lymphatiques placés au-dessous de ce muscle,
puis de laisser séjourner pendant deux ou trois jours la
pièce dans l'alcool, avant de continuer la dissection.

Fréquence. — Les auteurs ne s'accordent pas sur la
fréquence de l'existence du ganglion intercarotidien (1).
Hyrtl et Cruveilhier écrivent qu'on a constaté *souvent* sa
présence. Arnold aussi prétend qu'on voit des branches du
ganglion cervical supérieur, unies à des rameaux des 9° et

(1) Ce ganglion ne doit pas être confondu avec un organe décrit jadis à
tort par Petit, de Namur, sous le nom de *ganglion carotidien* et placé à l'ori-
fice supérieure du canal inflexe du rocher. On sait de nos jours que ce ganglion n'existe pas.

10e paires crâniennes, se porter vers l'angle de division de la carotide et former à ce niveau, tantôt un renflement ovoïde, tantôt seulement un plexus serré, très dense, au sein duquel on ne retrouve aucun ganglion.

Au contraire, suivant Mayer, Valentin, Luschka dont l'opinion est acceptée par MM. les professeurs Sappey et Debierre, le corpuscule qui nous occupe se rencontre chez tous les sujets. C'est également notre avis. Nous pensons que les auteurs qui soutiennent l'opinion contraire ne l'ont point cherché au lieu exact qu'il occupe le plus souvent, ou bien qu'ils n'ont pas tenu compte de sa segmentation assez habituelle en quatre à cinq petits nodules.

D'après les préparations que nous avons faites, nous croyons donc pouvoir affirmer *qu'il se rencontre constamment chez l'homme* à tout âge. Mayer l'a souvent disséqué sur les mammifères et insiste sur son grand développement chez le cheval. Luschka l'a vu chez le cheval et le veau, Heppner (1) chez le lapin et le porc. Mais il manque, d'après Valentin, chez tous les oiseaux.

Situation. Enveloppe fibreuse. Ligament de Mayer. — J'insisterai assez longuement sur la situation précise du ganglion intercarotidien, parce qu'elle est mal décrite et mal figurée dans un grand nombre d'ouvrages. Lorsqu'on dissèque avec attention de bas en haut l'artère carotide primitive, on remarque qu'au niveau du bord supérieur du cartilage thyroïde, son point de division habituel, les deux carotides secondaires ne s'écartent pas immédiatement de manière à former un angle de bifurcation. Elles parais-

---

(1) *Arch. f. pathol. Anatomie and Phys.*, 1869, p. 401.

sent, au contraire, adossées l'une à l'autre ; bien plus, lorsqu'on cherche modérément à les écarter, on n'y réussit pas.
C'est que les deux vaisseaux sont, à leur naissance, sur une
hauteur d'un centimètre, non seulement adossés, mais accolés
d'une façon très intime ; leurs parois sont réunies par un
tissu cellulaire très dense, indépendant de la gaine tangen-
tielle. Ce tissu a souvent un aspect rougeâtre, analogue à
celui des muscles lisses ; il entoure toute la périphérie de la
bifurcation carotidienne ; il est plus développé à la face
profonde, où il paraît à la loupe formé de fascicules fibreux
irrégulièrement entre-croisés. Ces fascicules, étudiés sur
la face postéro-interne de la bifurcation, s'arrêtent presque aussitôt sur les carotides secondaires, mais se prolon-
gent parfois assez loin sur la carotide commune. Il existe
donc, au niveau de la terminaison de ce dernier vaisseau, un
tissu conjonctif serré qui réunit sur l'étendue d'un à deux cen-
timètres, les deux branches carotidiennes externe et interne ;
aussi peut-on dire que le point de division de la carotide
primitive ne répond pas à l'angle de séparation des artères
carotides faciale et cérébrale. Cet angle de séparation ou
d'écartement est à un centimètre au-dessus du point de division. C'est un premier point important pour préciser la
situation du ganglion.

Un second point non moins utile à connaître, c'est la néces-
sité *absolue* de disséquer les vaisseaux par leur face postéro-interne, si on veut bien voir le renflement gangliforme.
Faute de se conformer à cette règle, on ne le trouvera pour
ainsi dire jamais. J'insiste là-dessus à dessein, car on s'ima-
gine parfois qu'il suffit de chercher dans l'angle de séparation des deux carotides. Ce n'est pas exact ; le plus souvent

le ganglion n'est pas *intercarotidien*, mais *rétro-caroti-dien*; il est placé, non pas dans le sommet de l'angle formé par les carotides secondaires, mais derrière le point de division de la carotide primitive, un peu plus près de la face interne que de la face externe du vaisseau. Il est rare qu'il soit plus externe et qu'il affecte des rapports plus intimes avec la carotide faciale. La situation que nous venons d'indiquer est sujette à peu de variations; deux fois seulement, nous avons trouvé le ganglion plus bas, derrière la carotide primitive, à un demi-centimètre au-dessous du point de bifurcation. Enfin sur deux sujets, il était réellement intercarotidien, placé dans l'angle de séparation des carotides secondaires.

Le renflement est, ainsi que nous l'avons dit, difficile à mettre en évidence, parce qu'il est plongé dans le tissu conjonctif dont nous avons parlé plus haut. Ce tissu lui forme, ainsi que l'a bien indiqué Luschka, une véritable capsule fibreuse, plus facile à attaquer de bas en haut que de haut en bas. Lorsqu'on enlève cette capsule pour bien voir la forme du ganglion, on détruit nécessairement le ciment conjonctif qui unit les carotides à leur origine, et, si on écarte alors un peu fortement les deux vaisseaux, l'angle de séparation des vaisseaux correspond bien réellement à la bifurcation de la carotide primitive. C'est seulement alors que le ganglion apparaît entre les deux artères et qu'il est réellement intercarotidien.

Lorsqu'on essaie d'enlever le renflement gangliforme, on voit qu'il adhère toujours très solidement aux vaisseaux par du tissu fibro-élastique. Celui-ci se continue directement avec l'enveloppe conjonctive du ganglion, et forme un fascicule aisé à isoler, qui descend plus ou moins bas pour s'insérer en un point variable suivant les sujets. Ce fascicule peut être appelé le *ligament de Mayer*, car cet auteur le mentionne très bien dans son travail de 1833. Ce ligament arrondi ou aplati, épais d'un à deux millimètres, long de 5 à 10 millimètres, s'attache toujours au pôle inférieur du ganglion. En bas. il se fixe, soit à la face postérieure de la carotide primitive (15 fois sur 20, soit, en se bifurquant, à la fois sur la carotide primitive et sur la carotide interne (5 fois sur 20). Luschka a vu un des fascicules du ligament de Mayer se terminer sur la carotide externe. Nous n'avons point rencontré cette disposition.

Les attaches exactes de ce fascicule peuvent être précisées davantage avec le secours du scalpel. L'insertion supérieure ne se perd pas dans la coque fibreuse du ganglion, mais se prolonge dans le tissu même de l'organe. L'insertion carotidienne se fait de telle façon que le ligament se mêle d'abord à la couche adventice de l'artère, puis se perd dans la tunique moyenne, dans laquelle il est impossible de le poursuivre,

Ce ligament, ainsi que nous l'avons dit, existe toujours, mais il est plus ou moins développé ; il est difficile de croire qu'il joue vis-à-vis du ganglion le rôle de moyen de fixité ; sa véritable signification nous échappe. A première vue, on est tenté de supposer que ce filament représente un filet nerveux qui se perdrait dans la carotide, mais cette opinion ne résiste pas à l'examen.

Forme. Volume. — Le ganglion rétro-carotidien a une forme assez variable. Parfois il est cordiforme, triangulaire, fusiforme. Dans un cas de Mayer, il ressemblait à un Y ren-

versé, il se bifurquait à sa partie inférieure et chaque extrémité se fixait sur la carotide par un ligament spécial.
Cependant deux formes nous ont paru bien plus fréquentes ;
9 fois sur 20, il constituait une petite masse ovoïde, à grand
axe longitudinal, du volume d'un grain de blé. 5 fois sur 20,
l'extrémité supérieure, échancrée par une incisure, était
bifide. L'incisure peut se prolonger sur toute l'étendue du
ganglion, qui se trouve alors partagé en deux moitiés latérales. On a vu également une division en 4 à 5 nodules,
arrondis, très petits, disséminés au sein du tissu cellulo-
fibreux rougeâtre intercarotidien. Lorsque cette dernière
disposition existe, les nodules passent aisément inaperçus
et on croit à l'absence du ganglion (Luschka).

Dimensions. — Les dimensions, cela va sans dire, sont
subordonnées à la forme et au volume du renflement. Lorsqu'il constitue une masse ellipsoïde, il mesure au maximum,
suivant Luschka, 7 millimètres de long, 4 millimètres de
large et 2 millimètres en épaisseur. Ces dimensions sont
peut-être un peu fortes. Jamais nous n'avons trouvé une longueur excédant 5 millimètres et une largeur dépassant
2 millimètres et demi.

Consistance. — Le ganglion rétro-carotidien a une consistance très ferme, supérieure à celle des ganglions nerveux ordinaires, dépendant du système sympathique ou
des nerfs encéphalo-rachidiens (Luschka).

Couleur. — Elle varie selon le degré de réplétion des
vaisseaux qui vont au ganglion. C'est pourquoi on le trouve,
suivant les sujets, gris, jaune rougeâtre ou même brun.

Connexions nerveuses. — Il nous reste, pour en finir avec l'anatomie descriptive du renflement intercarotidien, à étudier les nerfs qui entrent en relation avec lui. C'est là le point le plus délicat et, malgré nos recherches, nous ne sommes pas arrivé encore à des résultats satisfaisants. Deux particularités nous ont surtout frappé : d'abord le nombre des filets nerveux qui se portent vers le ganglion et ensuite la variabilité d'origine de ceux-ci

Après avoir mis le ganglion en évidence, on voit le plus souvent partir de son extrémité supérieure 4 à 5 filets nerveux extrêmement déliés, qui remontent vers le plexus intercarotidien. Il n'est donc pas exact de dire que le ganglion est placé en plein milieu du plexus ; il est au-dessous de lui ou, si l'on préfère, occupe l'extrémité inférieure de ce réseau nerveux. De plus, tous les filets qui se rendent au renflement rétro-carotidien ne s'arrêtent pas toujours dans le plexus ; c'est ainsi que j'ai vu sur un sujet un filet du laryngé supérieur se porter directement à l'organe d'Arnold.

Quoi qu'il en soit, il y a lieu de se demander d'où viennent les nerfs qui participent à la formation du plexus intercarotidien (1). Les sources sont très nombreuses, ainsi que l'a déjà indiqué Svitzer. On voit arriver au plexus :

1° Des branches du ganglion cervical supérieur. Ces branches, grêles, sont parfois au nombre de trois à quatre, parfois seulement au nombre de deux. Dans ce dernier cas,

(1) On sait que c'est de ce plexus que naissent les réseaux sympathiques satellites de l'artère carotide externe et de ses branches. A ce propos, nous ferons remarquer qu'on rencontre toujours sur la carotide externe, au niveau de la naissance de l'artère auriculaire postérieure, un ganglion fusiforme ou étoilé, qui reçoit des filets du nerf facial. Ce ganglion, qui n'est pas signalé par nos auteurs classiques, a été découvert par Andersch. Il est décrit par Henle sous le nom de *ganglion temporal.*

il n'est pas rare d'observer un filet assez considérable qui, né de l'union des tiers supérieur et moyen du ganglion, descend en dedans de la carotide interne. Ces branches du ganglion cervical supérieur seraient, suivant Luschka, les seules qui entreraient en connexion directe avec le ganglion intercarotidien.

2° Des branches des nervi molles de Haller, qui passent derrière les deux carotides secondaires.

3° Des branches du glosso-pharyngien, qui longent l'artère carotide interne.

4° Des branches du pneumogastrique. Parmi ces branches, les unes s'unissent d'abord aux filets de la 9e paire, les autres se rendent directement du tronc de la 10e paire au plexus intercarotidien.

5° Des filets du grand hypoglosse.

6° Des rameaux du sympathique, se détachant au-dessus et au-dessous du ganglion cervical supérieur.

7° Des rameaux du laryngé supérieur. Ainsi que l'a déjà bien vu Sigmund Mayer, le laryngé supérieur peut se comporter de deux façons différentes vis-à-vis du ganglion. Tantôt des rameaux de ce nerf abordent directement le renflement rétro-carotidien ; tantôt ils s'unissent d'abord aux filets qui rampent sur l'artère carotide externe.

On voit donc que les nerfs, qui participent à la formation du plexus intercarotidien et qui peuvent se mettre en connexion avec le corpuscule rétro-carotidien, émanent de sources très variées. Mais il s'en faut que ces sources soient constantes. Ainsi nous n'avons vu les filets du grand hypoglosse que deux fois sur 20 ; 5 fois, tous les nerfs qui se rendaient au ganglion s'arrêtaient d'abord dans le plexus intercarotidien, de telle sorte qu'il était impossible de fixer leur origine; 3 fois, le ganglion n'était en relation qu'avec un seul rameau qui émanait, une fois, du laryngé supérieur et deux fois du glosso-pharyngien. Dans les autres cas, les plus fréquents, le ganglion était abordé uniquement par des filets du plexus intercarotidien et par des branches des pneumogastrique et glosso-pharyngien.

Structure. — Voilà les notions qu'on peut acquérir en étudiant, le scalpel à la main, le renflement rétro-carotidien. Je donnerai seulement, pour être complet, un aperçu de sa structure, d'après les histologistes qui l'ont examiné.

Les anciens auteurs le considéraient comme un ganglion nerveux en se basant sur les connexions dont nous venons de parler. Mayer le comparait au ganglion semi-lunaire. Valentin y décrit un amas de filaments rougeâtres, réunis par un tissu muqueux dense. Il insiste beaucoup sur l'abondance des filets nerveux renfermés au sein de la coque cellulo-fibreuse du ganglion.

Luschka (1) le premier lui consacre une étude détaillée. Je traduis presque littéralement la description qu'il donne.

Comprimé entre deux lames de verre et vu à la loupe, le ganglion apparaît divisé en petits amas arrondis, disséminés sans ordre dans un stroma fibrillaire assez riche en graisse et en éléments élastiques. Sur des préparations bien injectées, ces amas semblent appendus comme des grains à des branches vasculaires.

Dans le stroma conjonctivo-élastique, on trouve des vais-

(1) Ueber die drüsenartige Natur des sogenannten Ganglium intercaroticum. *Arch. f. Anat. und Phys.*, 1862, p. 405 et *loc. cit.*, p. 424.

seaux sanguins, des nerfs et des cellules ganglionnaires.

a) Les *vaisseaux sanguins* émanent directement, au nombre de 2 à 3, de la carotide primitive. Chaque ramuscule se rend à un des amas précédents et se continue avec un réseau capillaire, qui enserre littéralement ceux-ci. La richesse en vaisseaux est telle que, dans une injection bien réussie, la substance du ganglion est presque uniformément rouge.

b) Les *nerfs* se résolvent bientôt en un réseau très abondant. Ils sont tellement fins, qu'ils ne paraissent formés que par une ou deux fibres élémentaires. Celles-ci ressemblent beaucoup aux tubes de Remak.

c) On ne rencontre que peu de *cellules ganglionnaires*, munies de prolongements et en continuité incontestable avec des tubes nerveux. La plupart de ces cellules, absolument privées de prolongements, sont arrondies ou ovoïdes, le plus souvent réunies en groupes dans un réticulum conjonctif, muni de noyaux allongés. Il n'est pas rare de trouver deux à trois cellules apolaires, contenues dans une enveloppe commune et réunies par une substance amorphe. Mais ce qui caractérise surtout le noyau intercarotidien, c'est la présence en nombre considérable de cellules ganglionnaires, qui sont unies en groupes arrondis et sont entourées d'une coque commune. En dedans de cette coque, on rencontre d'habitude encore d'autres éléments figurés, tellement abondants parfois qu'ils masquent les cellules ganglionnaires. On trouve là une masse moléculaire, dans laquelle sont disséminés des noyaux et des cellules. Les noyaux sont nettement arrondis et ont un contour sombre ; les cellules, de forme très variable, bien que le plus souvent arrondies, ont assez fréquemment une disposition qui rappelle celle d'un épithélium.

Sur certaines de ces formations, dont quelques-unes ressemblent à des vésicules de 0,06 millim. de diamètre, Luschka n'a jamais pu mettre en évidence des cellules ganglionnaires ; il n'a trouvé que des noyaux et des granulations élémentaires. Ces formations, à côté desquelles on en rencontre parfois d'autres, qui, allongées en culs-de-sac, rappellent l'aspect d'une glande. Luschka conclut en disant : « Je ne puis m'empêcher de croire que l'organe qui nous occupe est un ganglion d'une nature tout à fait spéciale, analogue aux cœurs axillaires des poissons signalés par Leydig. Je pense qu'il fait, comme la glande coccygienne et les capsules surrénales, partie du groupe des organes accessoires annexés au système nerveux et offrant la structure des glandes vasculaires sanguines ». Aussi Luschka propose-t-il de l'appeler : *Glandula carotica*. Cette dénomination est acceptée par Henle. Ce dernier anatomiste fait remarquer que les vaisseaux sanguins sont, comme dans la glande coccygienne, engainés par des amas de petites cellules polygonales, mais qu'ils ne présentent pas, comme dans celle-ci, des dilatations et des diverticules.

J. Arnold (1) a soutenu une autre opinion qui fut acceptée par Pförtner (2). Le nom de *glomeruli arteriosi intercarotici*, adopté par Arnold, montre bien l'idée qu'il se faisait de la structure des amas qui forment le renflement

(1) J. ARNOLD. Ueber die Structur des Ganglium intercaroticum. *Virchow's Archiv.*, XXXIII, p. 190.
(2) PFÖRTNER. *Zeitsch. f. ration. Mediz.*, 1871, p. 240.

rétro-carotidien. Il révoque absolument en doute l'existence de vésicules et de culs-de-sac glandulaires et n'admet comme éléments constituants spéciaux que des vaisseaux et des nerfs. Le ganglion, écrit Arnold, reçoit son sang de quatre ramuscules, qui émanent d'un troncule unique venu de la carotide primitive ou de la carotide externe. A chaque ramuscule est appendu un nodule arrondi et ovoïde. Chaque nodule est formé par une certaine quantité de corpuscules et chaque corpuscule par un certain nombre de culs-de-sac. Ces culs-de-sac ne sont en réalité que des produits de division du vaisseau artériel afférent; ce sont donc des formations vasculaires et l'organe tout entier représente une sorte de glomérule. L'apparence des vésicules et des culs-de-sac, pouvant en imposer pour une formation glandulaire, s'explique par le trajet des anses artérielles qui affectent les directions les plus diverses et s'entre-croisent dans les sens les plus bizarres.

Quant aux nerfs, ils forment, suivant Arnold, 3 séries de plexus (périphérique, périnodulaire, périglomérulaire), munis de cellules ganglionnaires, très rares. Enfin, on trouve, réunissant vaisseaux et nerfs, un tissu conjonctif, dense et fibrillaire à la périphérie, lâche et infiltré de graisse au centre du ganglion.

Il existe en somme deux opinions relatives à la structure et à la nature du ganglion intercarotidien, celle d'Arnold et celle de Luschka. Ainsi que l'écrit fort bien Henle, « tandis que Luschka regarde les couches de cellules avec les vaisseaux qu'elles entourent comme des culs-de-sac glandulaires, Arnold attache aux vaisseaux une telle importance qu'il considère les cellules, réunies en groupes en de certains endroits, comme un épithélium stratifié des vaisseaux. Bien qu'aucun travail récent (1) n'ait définitivement tranché le débat, on tend de nos jours à considérer le renflement d'Arnold, non plus comme un ganglion nerveux, mais comme un simple amas de petits vaisseaux, plongés dans un stroma conjonctif et entourés d'éléments cellulaires qui ne sont très probablement que des cellules lymphatiques (Testut).

Telles sont, abstraction faite de quelques hypothèses très vagues sur le développement (2) et la signification fonctionnelle, les notions que nous possédons sur le prétendu ganglion intercarotidien d'Arnold. On voit qu'il reste beaucoup à faire pour éclairer et compléter son histoire.

(1) Les recherches de Sertoli et Eberth visent la glande coccygienne.
(2) Paraît représenter les débris d'un réseau vasculaire qui, chez les vertébrés inférieurs (amphibiens), fait partie du vaisseau du deuxième arc branchial (Debierre).